Encopresi – Cacca addosso
Un caso di encopresi risolto

Umberto Sale

Umberto Sale
Encopresi – Cacca addosso
Un caso di encopresi risolto

Prima edizione: novembre 2014

Encopresi - Cacca addosso
Un caso di encopresi risolto

Umberto Sale

Ai miei figli

Prefazione

Leggo da internet una terapia per l'encopresi e nel leggerla mi vengono i brividi e penso: "menomale che non ho fatto nulla di tutto questo al mio Marco". Ma forse Marco non ne aveva bisogno? Forse con Marco abbiamo risolto diversamente perché la sua non era una forma grave di encopresi?

E se si potesse risolvere allo stesso modo per molti altri bambini?

Leggo e riporto quanto letto e continuano a venirmi i brividi:

<< Se i dati anamnestici e l'esame fisico orientano verso la diagnosi specifica della malattia, si devono

eseguire clisteri intestinali, per garantire la regolarità delle evacuazioni. Il trattamento iniziale prevede da uno a quattro cicli del seguente schema: 1o giorno clistere di ipofosfato per adulti (2 alla volta se il bambino ha 7 anni); 2o giorno supposta di bisacodile (10 mg) per via rettale; 3o giorno capsula di bisacolide (5 mg) PO. Per valutare l'efficacia del trattamento è utile eseguire una rx addome di controllo. Il trattamento successivo (mantenimento) prevede la somministrazione di complessi multivitaminici (2/die) associati a olio minerale leggero, a dosi di 15-30 ml PO bid per 4-6 mesi (o più, se è necessario mantenere un'evacuazione quotidiana). Sono necessari complessi multivitaminici extra, in quanto l'olio minerale interferisce con l'assorbimento delle vitamine. (Nota: evitare l'olio minerale nei lattanti e nei soggetti debilitati per il rischio di inalazione.) È necessario offrire una dieta ricca di fibre, senza forzare il bambino a ingerirla. Inoltre, al momento opportuno e per non più di 10 min, bid, il bambino deve essere messo seduto sul water (preferibilmente dopo i pasti). Se necessario, dopo il trattamento *iniziale, nei casi gravi si possono somministrare lassativi per bocca (p. es., senna, 5-10 ml/die) per 2-3 sett, poi a giorni alterni per 1 mese. Sono frequenti le ricadute che, se identificate precocemente, vanno trattate con lassativi per via orale per 1-2 sett. L'olio minerale viene eliminato gradualmente, dopo 4-6 mesi di svuotamento intestinale regolare. Se lo schema fallisce, sono indicate ulteriori valutazioni riguardo la dieta e la peristalsi intestinale>>.*

Con quanto riportato non voglio mettere in discussione i suggerimenti medici, ma voglio solo manifestare la mia gioia per non aver sottoposto il mio Marco a quelle cure, perché oggi sono certo che Marco non ne aveva bisogno ed è guarito in altro modo. Abbiamo risolto in altro modo.

Abbiamo risolto!!

Fin dalle prime righe voglio tranquillizzare subito i genitori che si apprestano a leggere questo breve libro, genitori disperati per il piccolo grande problema che affligge il loro piccino o piccina, genitori che su vari forum hanno solo trovato altri padri e madri con lo stesso problema oppure sono incorsi in dotti dottori che consigliavano di rivolgersi a dotti specialisti; ma mai nessuno che dicesse o che raccontasse: "ABBIAMO RISOLTO" mai nessuno che annunciasse: "avevamo lo stesso problema di encopresi con nostro figlio/a ed ABBIAMO RISOLTO". Ebbene caro amico genitore ti annuncio che all'età di cinque anni e mezzo del mio piccolo Marco abbiamo risolto definitivamente e senza ricadute, il suo, anzi il nostro problema dell'encopresi.

In questo libro mi propongo di descrivere il percorso seguito dalla nostra famiglia composta da me Luca il papà, mia moglie Anna, il piccolo Marco e la sorella di Marco cioè Mirella, più grande di Marco di tre anni, mi propongo di narrare i dubbi i metodi, le prove, gli esperimenti, le illusioni e quant'altro io e mia moglie abbiamo provato per sconfiggere l'encopresi di nostro figlio Marco.

Però ci sono due presupposti che voglio il lettore si scolpisca nella propria mente.

Il primo che io sono solo un papà con nessuna cognizione e conoscenza medica ne psicologica e pertanto questo libro è solo e nient'altro che un racconto, dove si enunciano mie teorie totalmente personali ma dettate dall'esperienza e che pertanto potrebbero risultare prive di qualsiasi fondamento scientifico e magari anche errate.

Il secondo è che le mie deduzioni sulle metodologie seguite e che hanno fatto risolvere l'encopresi di mio figlio Marco sono totalmente personali.

E proprio in questo momento mentre metto a punto al mio computer le ultime correzioni al libro che leggete, Marco, che tra due mesi ha sei anni, dal bagno mi chiama:

"Papi vieni, ho finito di fare cacca, vieni a pulirmi" ed io scoppio di gioia.

Per mio figlio Marco

Ciao Marco,
tu adesso hai appena cinque anni e mezzo
ed hai appena imparato a leggere, io sto
scrivendo un racconto sulle tue vicende di
bambino, ma da grande potresti dirmi:
"Papà hai fatto di un mio problema
personale un libro, rendendolo di pubblico
dominio, sei un infame!"
Caro figlio, io ti rispondo che il tuo non era
un problema ma un grande pregio che ti
caratterizzava dalla nascita e che ti
caratterizza oggi, pregio che il tuo papà non
ha saputo cogliere subito: tu eri un
bambino con una sensibilità al di sopra

della media, una sensibilità tale che io papà non trovo le giuste parole per raccontarla. Una sensibilità che tu mi urlavi col puro linguaggio del cuore e che tu figlio mio mi hai insegnato a leggere e comprendere. Il tuo problema non era tuo ma mio, quello che noi ignoranti classifichiamo come problema, ovvero l'encopresi, non era altro che una forma di comunicazione, un linguaggio parlato solo da bambini sensibilissimi come te e comprensibile dagli adulti unicamente attraverso lo sviluppo di una estrema sensibilità emotiva.

Che forma di encopresi

Marco è stato sempre un bambino precoce, ha imparato prestissimo a controllare il suo bisogno fisiologico di fare pipì apprendendo molto presto a fare la pipì nel gabinetto. Persino la notte se aveva lo stimolo ci svegliava per farsi accompagnare a fare pipì nel bagno e non ha quasi mai fatto pipì a letto, proprio per questo gli abbiamo tolto il pannolino presto, troppo presto a giudizio della pediatra e troppo presto anche col nostro senno di poi. Non conoscevamo proprio e mai avevamo sentito parlare di encopresi. Pensavamo solo che avrebbe imparato successivamente a fare cacca nel gabinetto e che aveva problemi di stitichezza, per cui tolleravamo il suo fare cacca nella mutandina, anzi ne eravamo felici in quanto la poca cacca rilasciata era una liberazione alla sua stitichezza. Eravamo rattristati per la sua stitichezza e preoccupati per la sua apparente sofferenza che gli procurava la stipsi.

Ma poi un giorno lo vidi in piedi mentre si reggeva alla porta sforzandosi di fare cacca e notai una cosa che destò in me il primo sospetto, aveva le gambe incrociate mentre si sforzava a fare cacca, le gambe incrociate all'altezza delle ginocchia era una postura attribuibile più a chi vuole trattenere la cacca che ad un bambino che si sforzava di farla uscire; se avesse voluto aiutarsi a farla uscire avrebbe aperto le gambette e non le avrebbe incrociate, decisi così di osservarlo più attentamente e mi accorsi che avevo ragione, lui non era stitico e anche se lo era non si aiutava a fare la cacca ma se la tratteneva facendola uscire molto lentamente aiutandosi in questa strana pratica incrociando le gambe. Da quel giorno, verso i tre anni e mezzo di Marco, cominciò il nostro tormento e quando dico nostro intendo anche del piccolo Marco. Lui cominciò a capire che io lo osservavo mentre si tratteneva la cacca, non ascoltava i nostri iniziali pazienti suggerimenti di andarsi a sedere sul gabinetto e comincio a nascondersi ed a togliersi dal nostro sguardo durante il suo atto del trattenersi la cacca.

Così cominciarono i nostri tristi giorni durati per più di un anno.

Pediatra luminare

...e così io e mia moglie cercammo il miglior pediatra della città e trovammo un luminare, famoso docente universitario. Nell'importante studio del pediatra, la visita a mio figlio durò quasi un ora, e a dir il vero fui anche amareggiato dall'ostinazione del professore nella ricerca sul mio piccolo Marco di eventuali problemi cognitivi. Ricerca terminata con la resa del professore, il quale professore sentenziò che secondo lui il mio Marco era un bambino anche più intelligente di una sua media di bimbi osservati e senza nessun disturbo della crescita. Ci consigliò di effettuare un esame un po' più invasivo per nostro figlio al fine di verificare eventuali problemi intestinali o rettali. Quegli esami io e mia moglie non li abbiamo mai fatti fare a Marco per non turbarlo ed oggi posso dire per fortuna che non li abbiamo mai fatti fare. Poi sempre il "luminare" ci consigliò una terapia di condizionamento, ovvero di far sedere Marco ad intervalli regolari sul gabinetto per un certo numero di minuti, al fine di condizionare in Marco una giusta abitudine. E tornati a casa cominciò la dura lotta ed i tentativi di condizionamento.

Marco non voleva proprio sentire parlare di sedersi, si dimenava piangeva urlava, sembrava che quando lo facevamo sedere sul gabinetto gli stessimo strappando le unghie, il suo era una forma di terrore invincibile del gabinetto, e dopo qualche settimana di urla, di problemi, di tentativi con le buone, con le cattive, con le promesse, con i finti nostri pianti perché non voleva sedersi e con i più fantasiosi tentativi partoriti dalle menti di noi genitori, ci arrendemmo a Marco, i nostri tentativi di condizionamento suggeriti dal pediatra fallirono tutti uno dopo l'altro. Il pediatra ci consiglio anche di iscrivere Marco all'asilo. Questo per favorire il distacco dalla mamma. Infatti Marco e la mamma erano morbosamente e fisicamente sempre attaccati l'uno con l'altro, sembrava non essersi mai staccato il cordone ombelicale. Così iscrivemmo Marco all'asilo.

Prese l'asilo con filosofia e senza neanche molto rammarico, ed all'asilo non faceva mai la cacca nella mutandina, si conservava la cacca per casa.

Lo gnomo del gabinetto

"Sai Marco esiste uno gnomo piccolissimo e molto buono che ai bambini che si siedono sul gabinetto porta un piccolo regalo".
Questa è una storiella ed un suggerimento che ho letto su internet dopo aver navigato su decine di forum frequentati da mamme disperate dall'encopresi dei loro piccoli.
E così mi sono dissanguato, decine di regali portati dallo gnomo!! Si il metodo funzionava per il condizionamento dettato dal pediatra, Marco si sedeva anche sul gabinetto ma lungi dal balenargli nella mente che lui doveva sedersi lì per fare la cacca, lui si sedeva per avere solo il

regalino, il bagno era solo un furbo strumento per avere il regalino per poi tornare a nascondersi in un angolino con le gambe incrociate a fare cacca. Quindi fanculo gnomo del gabinetto! Magari ora qualche genitore mi dirà di aver sortito un effetto positivo dallo gnomo del gabinetto, ma per noi non è stato affatto così, e se io incontro questo maledetto gnomo consumista giuro che lo ammazzo!!

Fratello psicologo

Ho un fratello psicologo. Come ben sapete gli psicologi non possono psicoanalizzare i parenti e mio fratello non solo non voleva farlo ma cercò anche di non affrontare le resistenze di mia moglie di recarci da uno psicologo; era mia moglie infatti a non credere nella psicologia, un po' di diffidenza verso questa scienza è abbastanza diffusa principalmente in chi non sia mai andato da uno psicologo, ed io capivo e forse condividevo anche la diffidenza di mia moglie, ma ero disperato ed avrei provato qualsiasi forma di stregoneria pur di risolvere il problema dell'encopresi. Ma poi ho capito che molte persone, me compreso, interpretano gli psicologi alla stregua di come il tribunale dell'inquisizione interpretò la teoria dell'eliocentrismo.

Cari genitori mio fratello Duilio invece ci ha avviato verso la lenta ma improvvisa soluzione del problema encopresi di Marco. Grazie a lui e alla psicologa Alessandra abbiamo compreso perché io e mia moglie eravamo malati di encopresi, si avete capito bene io ero il problema e non Marco. Quest'ultima è una mia considerazione personale che vi dettaglierò nel seguito dello scritto.

Tornando a mio fratello, lui mi chiese solo come dormivamo ed in quali stanze e letti, io, mia moglie, mia figlia Mirella e Marco. Gli risposi che dormivamo tutti nella camera matrimoniale ed io dormivo all'estremità del letto, di fianco a me dormiva mia figlia, poi di fianco a mia figlia dormiva mia Moglie e poi all'altra estremità del lettone matrimoniale di fianco a mia moglie dormiva Marco. In pratica io e Marco alle estremità del lettone e mia figlia tra mia moglie e me.

Mio fratello mi suggerì semplicemente di non far dormire mia figlia Mirella in mezzo a me e mia moglie bensì di far dormire Marco in mezzo.

Lì per lì non ci avevo neanche fatto caso che era mia figlia a dormire tra noi genitori e non Marco ed accettai il suggerimento, ma non avrei mai pensato che quel semplice suggerimento sarebbe stato la chiave di volta, che quel suggerimento era il codice segreto per aprire la porta del problema di mio figlio Marco.

Grazie a mio fratello Duilio avevo senza accorgermene cominciato un anno prima a incamminarmi nella strada della soluzione dell'encopresi anzi dirò meglio nella comprensione del linguaggio encopretico parlato da Marco.

Tragicità dell'encopresi

Marco cresceva e la sua cacca era sempre più da adulto, quindi più grande e puzzolente. Immaginate di avere sempre un tanfo di cacca nel naso. Vengono ospiti in casa e ci si sente a disagio per la puzza! Si va a casa di amici e la puzza e sempre con noi! Abbracci tuo figlio e la puzza è triplicata! Pulisci sempre la cacca dalle mutandine oppure preso dalla disperazione le mutandine divenivano monouso gettandone una o più di una sporca impregnata di cacca ogni giorno. Devi coprire i divani e le poltrone per evitare che prendano perennemente la puzza di cacca, trovi piccoli pezzi di cacca per la casa fuoriusciti dal pantalone di tuo figlio e peggio ancora i pezzettini di cacca se li trovano i tuoi amici ai quali hai fatto visita a terra in casa loro perché fuoriusciti dalla gamba dei pantaloni di tuo figlio.

Hai paura di andare al ristorante, hai paura di essere invitato a cena, sei costretto a raccontare il problema di tuo figlio per toglierti dall'imbarazzo della perenne puzza che accompagna tutta la famiglia.

Quando fa la cacca

Marco è un amante degli animali vivi o finti, ne ha a decine di plastica e gioca solo con quelli; li ordina in fila, li ordina per specie, li divide tra erbivori, carnivori ed onnivori, passa le ore a giocare con gli animali e si rilassa tantissimo. Ed e proprio mentre gioca con gli animali che fa la sua cacca nella mutandina, con un atteggiamento misto a sforzo nel trattenersi e piacere nel rilasciarla pian piano. Nel farla mi ricordava l'atteggiamento che potrei assumere io mentre fumo un buon toscano sorseggiando un buon rum ed impegnato contestualmente a far qualcosa che mi costa un piccolo sforzo fisico.

Altre volte la voglia di far cacca era improvvisa quindi correva di la lontano dai miei occhi e lo vedevo in piedi poggiato ad una porta o un divano, con le gambe incrociate e rosso in volto per lo sforzo di trattenere la violenza della cacca che voleva fuoriuscire. In pratica due metodologie se mi lasciate passare il termine, la prima in rilassatezza con una lenta e prolungata fuoriuscita di cacca anche sotto ai nostri occhi, la seconda improvvisa e violenta trattenuta di cacca lontano dai nostri occhi e forse dovuta ad uno stimolo fisiologico più forte ed improvviso.

La psicologa

Fino a 4 anni e sei mesi di Marco io e mia moglie da autodidatti con metodi letti qua e là abbiamo provato in tutti i modi a risolvere il problema dell'encopresi.

Abbiamo provato con la dolcezza con metodi un po' più duri, con le promesse, con le minacce, insomma credetemi abbiamo provato di tutto.

Poi finalmente chiesi a mio fratello di consigliarmi uno psicologo a costo di andarci da solo se mia moglie opponeva resistenza, e mio fratello ci propose una sua amica psicologa che a suo avviso era molto brava e che ci avrebbe fatto un prezzo di favore in virtù della amicizia con mio fratello.

Quando parli di psicologo qui dalle nostre parti si associa il professionista psicologo a chi ha gravi squilibri mentali per cui è costretto a recarsi da un medico. Nulla di più sbagliato. Ho capito, nel corso di questi pochi mesi, quanto ti possa migliorare uno psicologo la qualità della tua vita, anche se presumi di non aver nessun problema lo psicologo, se bravo intelligente e preparato, ti dona qualità della vita. Se avessi possibilità economiche andrei tutte le settimane da uno psicologo alla stregua di una palestra o attività sportiva non per il corpo ma per la mente.

Dai quattro anni e mezzo di Marco per circa 8 mesi e due volte alla settimana ci siamo recati dalla psicologa Alessandra.

Già dopo il primo giorno ci siamo sentiti più forti, con una possente alleata al nostro fianco.

Prima dell'inizio della visite dalla psicologa,

io presumevo di avere una forte sensibilità nella considerazione di mio figlio e del mio rapporto con lui, invece la dottoressa Alessandra mi ha fatto capire da solo e senza mai dirmelo però, che invece ero come un elefante che cammina tra le ceramiche della sensibilità mentale di mio figlio. Mi ha fatto capire l'importanza della fermezza, l'inconsistenza e la sterilità dell'arrabbiatura, l'importanza del rapporto, la consapevolezza della maschera che vi può essere in un rapporto, maschera che alle volte nasconde quello che non è un vero rapporto con tuo figlio. Col tempo l'elefante che cammina tra le ceramiche delle sensibilità di mio figlio si stava trasformando in una piuma che le accarezza e le comprende. Marco cominciò a fare le prime "cacche" nel gabinetto. Il primo suo autonomo serio tentativo fu proprio dopo il ritorno a casa dallo studio della dottoressa Alessandra e la prima vera volta invece successe mentre si faceva un bagno caldo nella vasca; era solo nel bagno con i suoi animaletti a fare il bagno nella vasca, si alzò dalla vasca a nostra insaputa e ci chiamò anzi mi chiamò: "Papà, papi vieni a vedere una cosa bellissima", lo trovammo sul gabinetto a fare cacca, ed era vero, forse era la prima volta che vedevo un po' di cacca di mio figlio nel gabinetto.

Per molti mesi la dottoressa Alessandra ha lavorato su me e mia moglie e forse di meno su mio figlio. Io ho apprezzato il grosso lavoro che a fatto su di me, magari ne ha svolto molto di lavoro anche su mia moglie, ma penso che ognuno colga maggiormente e riesca ad esprimere solo il lavoro sviluppato su se stesso. Tanto che oggi penso che ero io la causa della cacca nelle mutande di mio figlio. Magari mia moglie penserà lo stesso di lei, ma sono io qui a scrivere questo libro e pertanto vi racconto della mia esperienza.

Sapete la tecnica della dottoressa Alessandra è molto particolare, non so se è sua o di tutti gli psicologi. Lei non ti dice assolutamente nulla, tu ti aspetti che uno psicologo ti dica qualcosa tipo: tuo figlio ha questo problema perché tu adotti questo o quel comportamento sbagliato. Ma non è così. Lo psicologo fa in modo che tu stesso possa darti la risposta e possa capire quali sono i tuoi comportamenti sbagliati. La costanza poi delle visite dallo psicologo è utile affinché non ci siano ricadute.

La dottoressa Alessandra dapprima mi ha fatto comprendere la mia presunzione di perfezione nel rapporto con mio figlio, io pensavo di dedicare tutto me stesso a mio figlio ma non era così; mi ha suggerito di dedicargli più tempo, ha messo alla luce della mia consapevolezza che alla fine non dedicavo il giusto tempo a mio figlio e se lo facevo forse lo facevo più come dovere. Lei probabilmente sapeva che questo dovere si sarebbe dovuto trasformare in piacere per risolvere la problematica di mio figlio ma inizialmente me l'ha suggerito come dovere confidando nella trasformazione futura in piacere.

Infatti io adoro e adoravo la mia prima figlia Mirella, la sentivo mia, parte di me, sentimento forse spinto anche dalla mia somiglianza fisica con mia figlia. Spesso il rapporto con mio figlio era dettato solo dall'equità di trattamento rispetto alla mia prima figlia e forse non dal pieno desiderio. Era giusto che dividessi il mio tempo e la mia persona con Marco e Mirella per ragioni di equità. Era giusto ed equo che mio figlio Marco dormisse anche lui in mezzo tra me e mia moglie e pertanto cominciò a dormire in mezzo a noi due per ragioni di equità.

Era l'equità il problema dell'encopresi!

La cacca trattenuta da mio figlio, il legame morboso di mio figlio con la mamma era una carenza nel mio rapporto con Marco, era una consapevolezza in Marco e dell'estrema sensibilità del mio Marco, che io stavo con lui principalmente per equità.

Sia ben chiaro la mia era una carenza nel rapporto molto latente di cui nessun genitore se ne sarebbe reso conto senza un intervento di uno psicologo che educhi la tua mente e ti faccia capire quanta infinita e grande sensibilità possa avere in più a noi un bimbo di 4 anni e quanti tuoi sentimenti, anche i più nascosti a te stesso, tuo figlio riesca a cogliere. Io vedevo un mondo di sentimenti e rapporti con mio figlio in bianco e nero lui vedeva un mondo di sensibilità a colori ed in alta definizione.

Io ero la cacca di mio figlio!! Io ero la cacca di mio figlio che lui voleva tenere con se. Fin quando io non sarei divenuto parte di Marco come la sua cacca, mio figlio non avrebbe mai lasciato andar via la sua cacca nel gabinetto.

Piccola ricaduta

Oramai sono due mesi che Marco fa cacca solo nel gabinetto, la mia casa è profumatissima, il bagno è uno specchio, le mutandine di Marco si lavano insieme all'intimo di tutta la famiglia insomma una serenità ritrovata e rinnovata ogni giorno.
E' quasi tempo di vacanze estive e scade la mia assicurazione moto, scade la mia assicurazione auto e solo chi abita in provincia di Napoli, nonostante sia in prima classe di merito da anni, sa cosa significa pagare un'ingiusta costosa assicurazione su un qualsiasi mezzo di trasporto.

Poi all'assicurazione si aggiungono un paio di spese per impreviste riparazioni domestiche ed infine la spesa per la vacanza. Subentra in me la consapevolezza che dopo più di venti anni di lavoro il mio stipendio è bassissimo se rapportato a molti altri lavori. Mi assale una leggera forma depressiva accompagnata a rabbia per il lavoro che nonostante le nottate e gli straordinari non mi frutta nulla in più. Si riaccende a mia insaputa la spia della sensibilità in mio figlio Marco, ricomincia a sporcare le mutandine. Io gl'è ne parlo lo abbraccio lo stringo con tutto l'amore che ho, ma la spia della sensibilità nel suo cervello è infallibile, di una precisione ed attendibilità ultraterrena. Mio figlio mi percepisce in allontanamento e trattiene nuovamente la sua cacca che è strano a dirsi mi rappresenta. In forma leggera molto più leggera rispetto a prima ricade nel problema, difatti lui dice che ha sporcato un po' la mutandina e va a fare "il grosso" nel gabinetto. Ma anche la mia forma di allontanamento è leggera ma nonostante ciò rilevata dal sensibilissimo segnalatore posto nella sensibilità del piccolo Marco.

La sorella

Marco ha una sorella tre anni più grande. Mirella è una bimba tranquillissima, ubbidiente, vispa ed intelligente.

E' giusto io che parli di lei sia per rendere il quadro familiare più comprensibile, sia perché in fondo si merita anche lei un po' di gloria per il fatto di aver subito, povera piccina, le conseguenze negative dell'encopresi di Marco.

Anche lei ha provato tutte le strade per aiutare Marco, facendo da volano ai genitori nell'esaltazione delle nostre tecniche anti encopresi.

Mirella si è sempre impegnata nella applicazione delle nostre pratiche, non si è ribellata del mio allontanamento da lei e relativo avvicinamento a Marco ma sicuramente ne avrà sofferto, purtroppo un genitore deve sempre intervenire sul figlio più debole anche a costo di suscitare gelosie ed incomprensioni. Sono grato pertanto anche a Mirella che con la sua comprensione e tolleranza ha preso bene il mio allontanamento ed ha capito da bimba matura l'importanza del mio comportamento.

Il rapporto tra Marco e Mirella è sempre stato ottimo. Litigano pochissimo e Marco in particolar modo adora la sorella, l'ha come riferimento e ne fa tesoro di tutti i suoi insegnamenti.

Mirella ha un ottimo rapporto anche con me, siamo legati in modo inesprimibile e Marco l'ha capito bene e l'ha capito prima che il legame tra me e Marco divenisse dello stesso tipo.

La ripartizione dell'amore di un genitore tra due figli è difficile quanto il mantenere in equilibrio da fermo una bicicletta.

Ma io ho imparato a tenere la bicicletta in equilibrio e Marco è guarito.

Sensibilità

Ed ora l'epilogo: come si guarisce dall'encopresi. Già so che questo capitolo lo riscriverò molte volte nel tentativo di riuscire ad esporre in parole la cura all'encopresi, cura il cui paziente contrariamente a quanto si possa supporre è il papà nel mio caso. Difatti come già vi ho detto in precedenza il vero paziente con problemi ero io, e pertanto mio figlio tentava solo di farmi comprendere attraverso il suo personalissimo "linguaggio encopretico" la mia patologia.
Vi ho parlato della consapevolezza assunta per merito della psicologa Alessandra del

fatto che non dedicavo abbastanza tempo a mio figlio e della consapevolezza assunta per merito di mio fratello psicologo che Marco non dormiva in mezzo a noi genitori ma vicino la mamma in quanto era Mirella a dormire tra il papà e la mamma.

Col tempo questi miei errati comportamenti sono stati corretti con un assiduo e schematico assolvimento dei miei doveri e distribuzione dei tempi. Ma giorno dopo giorno questo dedicare più tempo a Marco questo dormire di fianco a lui, sempre più vicino sempre più legato si andava trasformando, si andava perfezionando, la sera al ritorno dal mio lavoro, l'assolvimento del dovere schematico si stava man mano cambiando, diventa piacere, voglia, bramosità, il legame si faceva sempre più stretto, l'amore, il piacere del contatto totale, la voglia di vicinanza con Marco prendeva ma mano il sopravvento, mi sopraggiungeva addirittura la crisi di astinenza dalla lontananza di

Marco. E quando questa mia passione è diventata irresistibile, impossibile da spiegare per la sua immensità, quando questa mia passione ha rotto le catene che tenevano legate bramosamente Marco con la madre, quando questa mia passione è diventata totale, costante per solo mio perenne desiderio, scavalcando i tempi suggeritomi dalla psicologa, quando il mio amore e la mia congiunzione è diventata totale fisica mentale ed irresistibile, mio figlio è guarito! Solo allora mio figlio ha buttato via la sua cacca nel gabinetto, non gli occorreva più! Perché oramai aveva me, totalmente, con tutte le mie forze, col tutto il mio amore e lui subito lo ha percepito.

Io padre ho preso il posto della sua cacca! La sua cacca ero io e la sua vera cacca fanculo nel gabinetto! Ero io che adesso lo riscaldavo non più la sua cacca, ero io che condividevo i suoi momenti di tranquillità mentre giocava con i suoi animali di plastica non più la sua cacca, ero io attaccato di notte al suo corpicino non più la sua cacca. Ero io la sua cacca. Ed ora al solo pensiero della encopresi mi assale una voglia di correre di la stringermelo al petto baciarlo ed abbracciarlo con tutto l'amore e la passione del mondo e di più.

"Ciao care mamme e papà, sono Marco, sono io che parlo, ho solo cinque anni e mezzo e voglio spiegarvi con le parole dei grandi cos'è la cacca nelle mutande: la cacca nelle mutande è un'avanzatissima forma di linguaggio che difficilmente voi adulti riuscite a capire, dove non vi occorre il cervello per capire, dove non vi occorrono le orecchie per ascoltare e per il quale non vi occorrono gli occhi per osservare. Dove solo esercitandovi ad aprire il vostro cuore verso noi piccoli pian piano imparerete a comprendere, e più il vostro cuore si aprirà tanto meglio noi riusciremo a comunicare con voi grandi."

Regalo

"Papì ma te l'ho spiegato tante volte, ma forse ti manca una rotellina nel cervello? Ti ho detto che tu mi fai un regalo a me e io ti faccio un regalo a te." Quale regalo Marco? *"Quella cosa papi, la cacca!"* E io che regalo devo farti Marco? A questa domanda mi sarei aspettato come risposta tipo un gioco, un animale, invece il piccolo Marco: *"quando torni da lavoro una volta giochi con me a calcio, una volta a pallavolo una volta andiamo in bici insieme."*

Questo dialogo è avvenuto dopo la piccola ricaduta nell'encopresi di Marco seguente ai due mesi consecutivi di encopresi totalmente sconfitta con mutande immacolate di Marco e "cacconi" nel gabinetto. Ora è ripresa ma in forma più leggera dove si riesce a dialogare con Marco e dove se colto all'inizio dello stimolo va a fare la cacca nel gabinetto sporcando solo in forma minima la mutandina. Ed ora che io affronto meglio le mie problematiche economiche lavorative anche Marco man mano torna alla normalità. C'è quasi una relazione uno ad uno tra il concetto del regalo e la cacca. Dove il regalo per mio figlio è la partita col papà a calcio o pallavolo ma magari per il vostro piccolo potrebbe essere una passeggiata con la bici o un bacio tra mamma e papà, siete voi che dovete imparare a leggere il forbito linguaggio di vostro figlio.

Cioccolato e peperoncino

Il cioccolato non è stato mai una leccornia per Marco, ma non è di questo che voglio parlarvi.

Il cioccolato rappresenta la ricompensa, l'elogio, l'abbraccio alle prime "cacchine" di Marco nel gabinetto, il peperoncino rappresenta la promessa di portarlo in collegio.

La sorella di Marco ha sempre saputo cosa intendevo per collegio, e ha provveduto accuratamente a spiegare al fratellino che il collegio era quel posto dove vanno i bimbi cattivi e quelli che fanno cacca addosso per far sì che imparino a farla nel gabinetto, dove vi sono adulti che non si fanno nessuna remora a picchiare i bambini e dove la notte non si dorme con i genitori, insomma una discussione abbastanza terrorizzante per un bambino di cinque anni. Difatti Marco era terrorizzato dal pensiero che potessimo portarlo in collegio. A guarigione avvenuta sono stato molto pentito di aver spaventato Marco del collegio, ma ciò non toglie che oltre alla ricostruzione totale del nostro rapporto padre figlio abbia contribuito in misura di un 10 o 20 percento anche la paura del collegio. Ed infatti nel periodo della ricaduta, dove ormai il rapporto con Marco era di un amore consolidato ma magari solo non rinnovato per vicissitudini lavorative, ho rimesso di nuovo in mezzo la minaccia del collegio.

Ma Marco insiste con il concetto del regalo. Questo splendido regalo rappresentato del mio tempo che lui vuole che il suo papà gli dedichi, in cambio della sua cacca nel gabinetto. E' questa la chiave di tutto, l'encopresi è solo una forma di linguaggio di comunicazione non verbale del bimbo che rivendica e tenta di comunicarci qualche nostra carenza comportamentale ed affettiva nei suoi confronti. Vi ho voluto parlare del collegio solo per dovere di cronaca ma vi prego cari genitori di capire che la chiave per risolvere il vostro problema non è la punizione ma la comunicazione amorosa.

Gratificateli

Gratificate i vostri piccini encopretici, rendeteli orgogliosi delle loro abilità, chiamateli campioni, non umiliateli mai, appena si crea una buona occasione dite loro. "papà è orgoglioso di te", "sei il mio campione!".

Vacanze

Lontano dai pensieri del mio lavoro, lontano dal computer, scopro la grande attitudine di Marco al nuoto. Giochiamo insieme in piscina, si fida cecamente di me e senza paura si tuffa in acqua profonda, confidando che il suo papà non lo farà annegare. Aumenta il contatto fisico comincia a lottare con me, dove per me la lotta non è altro che occasione di contatto fisico ed abbraccio con mio figlio. Mi ruba letteralmente le attenzioni da mia figlia dirigendole verso di lui.

La casa di vacanza del villaggio è piccola e praticamente stiamo sempre uniti, lui non può nascondersi per fare cacca e cerca di non farla proprio, ma poi lo stimolo naturale diviene irresistibile ed ecco che va a fare cacca nel gabinetto.

La vacanza è stato uno tra i primi segnali di quanto l'unione tra me è Marco sia stata così potente da indurlo a fare le prime cacche o i primi tentativi del gabinetto. Certo se avessi fatto una vacanza dedicandomi alla pesca e al calcetto non avrei avuto questa risposta positiva di Marco. Questo è per dirvi di quanto sia importante l'attenzione nella terapia dell'encopresi, attenzione che non deve essere di tipo repressiva o di controllo ma solo affettiva. In un piccolo ambiente quale la casetta in un villaggio di vacanza le attenzioni erano concentrate su Marco ed essendo solo attenzioni affettive hanno ottenuto il loro risultato. Quando vedevo che Marco aveva voglia di fare cacca ma si tratteneva lo facevo sedere scherzosamente sul gabinetto e lo abbracciavo forte ed anche se non faceva la cacca capivo che lui percepiva che stavo imparando a tradurre il suo profondo "linguaggio encopretico".

Bambini

Bambini che parlano tardi, bambini che balbettano, encopretici, quante lingue parlano i nostri piccini quanta sensibilità espressa in quelle reazioni. Noi tendiamo a dare una spiegazione razionale, dettata dall'intelletto e dalla nostra cultura ma non sentiamo, non capiamo.

Solo se rivoluzioniamo ed adeguiamo la nostra forma cognitiva riusciamo a comprendere che è la terra a girare intorno al sole nonostante per migliaia di anni si sia creduto il contrario. E' duro per un adulto riconoscere che nonostante i tuoi studi, la tua esperienza di vita, il tuo intelletto, un bimbo di cinque anni parli una evolutissima lingua che tu forse riuscirai a comprendere solo in parte.

Anno 2024

Ho chiesto a mio figlio di 15 anni, con cui ho uno splendido rapporto, perché da bambino si tratteneva la cacca; non tanto facilmente mi ha risposto che era una forma di piacere ma che poi quando si decideva di andare in bagno, la cacca accumulata era troppa e richiedeva troppo sforzo per espellerla.

Mio figlio ha risolto il problema da anni è un ragazzo equilibrato intelligente socievole…il figlio che tutti vorrebbero avere.

Sommario